BAGNOLS-LES-BAINS

Paris.—Imprimé chez Bonaventure et Ducessois, quai des Augustins, 55.

EAUX THERMALES SULFUREUSES

DE

BAGNOLS-LES-BAINS

PRÈS MENDE (LOZÈRE)

DÉCLARÉES D'INTÉRÊT PUBLIC

par décret du 23 novembre 1857.

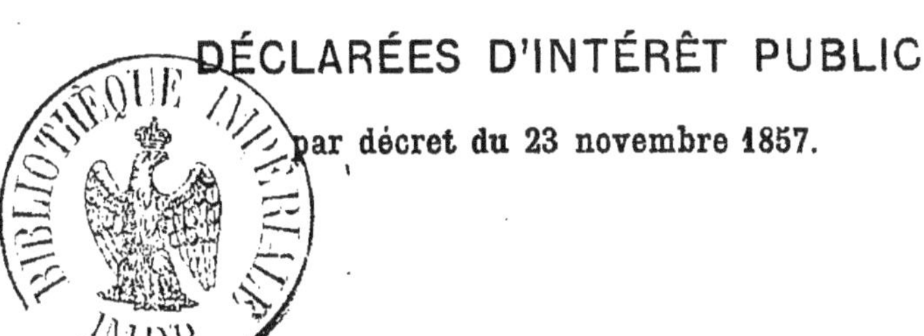

PARIS

OFFICE DE LA GAZETTE DES EAUX

Rue Jacob, 30

JUIN 1861.

EAUX THERMALES SULFUREUSES

DE

BAGNOLS-LES-BAINS

PRÈS MENDE (LOZÈRE).

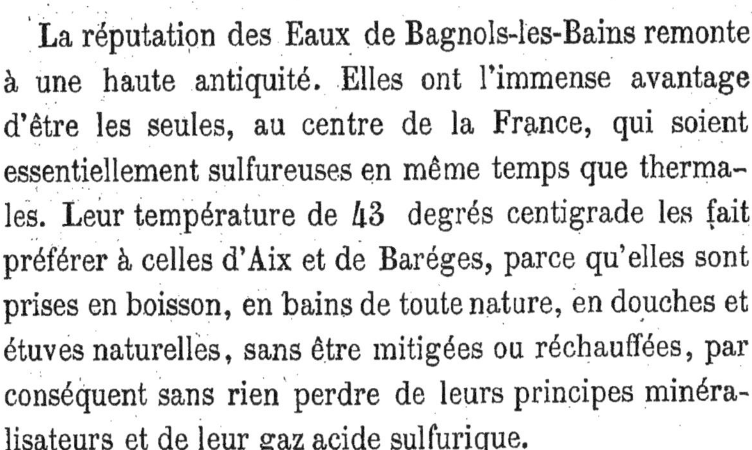

La réputation des Eaux de Bagnols-les-Bains remonte à une haute antiquité. Elles ont l'immense avantage d'être les seules, au centre de la France, qui soient essentiellement sulfureuses en même temps que thermales. Leur température de 43 degrés centigrade les fait préférer à celles d'Aix et de Baréges, parce qu'elles sont prises en boisson, en bains de toute nature, en douches et étuves naturelles, sans être mitigées ou réchauffées, par conséquent sans rien perdre de leurs principes minéralisateurs et de leur gaz acide sulfurique.

En grande réputation autrefois, c'était de préférence à ces eaux que la Faculté de médecine de Montpellier envoyait ses malades, venus de tous les points de l'Europe pour la consulter; les difficultés des communications, le mauvais état des hôtels, la simplicité des bains, n'étaient

pas des obstacles pour qui cherchait un remède radical
à ses maux.

Depuis que les filles des rois de France se rendaient à
Bagnols en litière et les habitants des provinces voisines
à dos de mulet, tout a changé de face : des routes ont
été faites, l'établissement de bains a été agrandi ; des
hôtels ont été construits, et si on ne trouve pas à Bagnols
du luxe, du moins y existe-t-il un certain confortable.

L'Académie de médecine de Paris classe les eaux de
Bagnols au premier rang des eaux sulfureuses. (Voir le
bulletin de 1829 ; livre III, pages 505 à 512, rapport
de M. le docteur Patissier.) Beaucoup d'autres auteurs
les ont recommandées. En 1551, Michel Baldit avait publié
à Lyon l'*Hydrothermopotie des nymphes de Bagnols en
Gevaudan, ou Merveilles des eaux et bains de Bagnols.*
En 1718, Samuel Blanquet ; en 1774, Bonnel de La
Bregeresse, à Montpellier ; Estève et Rollin, à Paris ;
en 1827, Bourdon ; en 1829, Patissier et Boutron-Char-
lard ; enfin les docteurs Barbut, Blanquet, Chevalier,
Dufresse de Chassaigne, médecins inspecteurs [1] consta-
tèrent les résultats obtenus par leur usage.

Le docteur Alibert, premier médecin du roi, professeur à l'École de médecine de Paris, dans son *Précis
historique sur les eaux minérales*, avait, en 1826, dit :
« Les belles et précieuses eaux de Bagnols ont une répu-

[1] *Guide des malades aux eaux de Bagnols (Lozère). — Mémoire sur le
traitement et la guérison de l'anévrysme rhumatismal du cœur* par les eaux
de Bagnols.

« tation bien méritée. L'affluence qu'elles attirent, leur
« situation, tout doit appeler sur elles l'attention. » La
« commission des eaux minérales porte le même témoi-
« gnage.

Situation.—Le village de Bagnols est à 20 kilomètres
de Mende, à 600 kilomètres de Paris, à 160 de Lyon.
Du Puy, de Rodez, de Nîmes, de Montpellier, d'Avignon,
de Marseille, il ne faut que de six à dix heures pour s'y
rendre. Assis sur les bords du Lot, au pied des montagnes
qui l'encadrent, la douceur de la température d'été,
l'admirable végétation des vallées, les bois de pins, de
chênes et de bouleaux, les eaux limpides qui tombent en
cascades, plaisent aux esprits les plus chagrins. Plus loin
de l'établissement de bains sont des buts de promenades
pour les baigneurs les moins malades. Les pics des Aigles
et du Midi sur le mont Lozère, d'où on aperçoit à l'hori-
zon les plaines de la Provence et la Méditerranée ; le
château de Villaret, celui du Tournel avec ses cinq tours
en ruine et son tunnel ; les restes de l'antique citadelle de
Châteauneuf-Randon, où mourut du Guesclin ; le monu-
ment qui rappelle ce fait mémorable de l'histoire ; la
proximité de Mende, chef-lieu du département ; la pêche,
la chasse, offrent aux amateurs des excursions et des
plaisirs variés.

Mais sans s'éloigner de Bagnols, on trouve aux
environs tout ce qu'en général recherchent les personnes
qui vont aux eaux. Il y a de grandes routes pour les

voitures, de petits chemins pour les piétons et les cavaliers, des sentiers escarpés pour les rêveurs. L'art n'a nulle part, il est vrai, modifié la nature, mais il ne faut pas s'en plaindre : le pittoresque des environs de Bagnols est digne d'attirer l'attention du voyageur.

Voies de communication.—Bagnols n'est plus, comme autrefois, privé de grandes voies de communication. Dans peu d'années, il aura aussi son chemin de fer. Celui de Paris à Alais par l'Allier passera à 20 kilom. de l'établissement ; il aboutit déjà à Brioude. De cette station à Bagnols il n'y a plus qu'un trajet de dix heures en voiture, soit par la direction du Puy, soit par celle de Mende. De tous les départements du Midi on arrive à Bagnols ; par le chemin de fer de Nîmes à Alais (Bességes), il ne faut plus que sept heures de voyage. Les réseaux du centre et du midi conduisent les voyageurs jusqu'à Rodez ; en dix heures ils sont à Bagnols.

Les routes impériales de Toulouse à Lyon, par Rodez, Mende, le Puy et Saint-Étienne ; celle de Mende au Rhône et à Alais, suivent le cours du Lot et passent par ou près de Bagnols.

Des entreprises de diligences, de courriers, d'omnibus, mettent l'établissement thermal en contact direct et constant avec les trois lignes de fer de Paris à Brioude, de Bordeaux et Toulouse à Rodez, et du Midi à Alais. Ainsi, de ces trois têtes de chemins de fer, en quelques heures, le voyageur se rend à Bagnols dans d'excellentes voitures. La distance entre Mende et l'établissement est plusieurs fois par jour parcourue en deux heures par trois diligences et trois omnibus.

Description de l'établissement de bains. — Ancien établissement :—un vestibule commun,—côté des hommes : une piscine contenant trente personnes ; une salle d'étuve ou bains de vapeur, contenant vingt-cinq malades ; une salle de douches. (Côté des femmes, même distribution.) Établissement nouveau et particulier, — de première classe. — Il se compose, comme le précédent, pour chaque sexe, d'une piscine, d'une étuve et de douches ; l'eau est courante et le malade peut s'y trouver seul. Un vestibule et un vaporarium séparent ou précèdent chaque bain.

Bains particuliers. — Une belle salle de bains de baignoires, contenant vingt-huit cabinets, quatre avec douches fortes et appareils,—un vaporarium, un générateur pour injection de vapeur, petites douches, etc.

Buvettes. — Il y a cinq buvettes d'eaux de différente nature et de divers degrés de chaleur, à l'extérieur des bains.

Les sources.—Il y a à Bagnols quatre sources thermales sulfureuses qui fournissent 260,000 litres par vingt-quatre heures. La plus abondante et la plus chaude a 43 degrés centigrade : une autre est à 35, la troisième à 31 1/2, la quatrième à 22. Une cinquième source est ferrugineuse. Cette différence de température permet de préparer les bains et douches, forts, faibles ou mitigés, sans altération de principes minéraux, et comme chaque source est le centre d'un travail physiologique dont les substances et les phénomènes diffèrent, elles sont appropriées à divers modes de curation, selon l'état du malade.

Ces eaux sont claires, limpides, onctueuses ; leur odeur est celle de l'hydrogène sulfuré ou d'œufs durcis; elles ont une saveur fade et légèrement styptique et laissent dans la bouche un goût hépatique auquel on s'habitue facilement.

Outre le gaz acide hydro-sulfurique, cette eau minérale contient les gaz acide-carbonique et azote, qui sont parfaitement conservés par les dispositions des piscines et des étuves.

L'abondance des eaux et les dispositions de l'établissement permettent de traiter de mille à douze cents malades par jour.

Analyse.—La dernière analyse des eaux de la principale source a été faite en 1854, par M. Rivot, directeur du bureau d'essai à l'École des mines de Paris, et la quantité de gaz acide hydro-sulfurique a été déterminée sur place par M. Dufresse, médecin inspecteur, avec la coopération de MM. Boulangier, ingénieur des mines, et Desproux, professeur de physique et de chimie.

Eau : un litre ou 1,000 grammes.

quantités exprimées en milligr.

Gaz azote...............................	indéterminé
Acide carbonique........................	0,323
— sulfurique........................	0,136
— phosphorique.....................	traces
— chlorhydrique	0,035
Silice................................	0,077
Protoxyde de fer.......................	0,001
Chaux.................................	0,022
Magnésie...............................	0,023
Soude..................................	0,295
Matières organiques	traces
Gaz acide hydro-sulfurique.............	0,027
Total......	0,939

Maladies traitées par les eaux de Bagnols. — Les
maladies principales pour lesquelles les eaux sulfureuses
sont spécifiques et plus particulièrement recommandées
sont : les affections chroniques de poitrine, même avan-
cées ; les maladies cutanées, dartres, couperose, gales
invétérées ; les rhumatismes, les scrofules, les glandes, le
rachitisme ; les affections traumatiques, telles que plaies
d'armes à feu et contuses ; les ophthalmies, certaines
paralysies, l'hydropisie, la gravelle, les névralgies, quelques névroses (céphalalgie, dysphagie, dyspepsie,
chorée) ; les affections intestinales et du foie, gastralgies,
obstructions et entéralgies ; la surdité, la stérilité, les
flueurs blanches, les leucorrhées, les ulcères, les déplace-
ments de matrice, les rétractions musculaires, les
ankyloses, la carie, la nécrose, les tumeurs lymphatiques
des articulations ; les entorses, les luxations et les fractu-
res à cal douloureux s'en trouvent toujours très-bien. Les
maladies de cœur (névralgies) y guérissent sous l'influence
d'un traitement rationnel.

Dans l'état de santé, ces eaux donnent du ressort, de la souplesse et de l'énergie au système musculaire, augmentent la force et préviennent bien des maladies.

On peut se rendre compte de leur efficacité en consultant les tableaux suivants qui donnent une complète indication des maladies traitées à Bagnols et des résultats obtenus.

TABLEAU SYNOPTIQUE

Des malades venus aux Eaux de Bagnols, depuis le 15 mai jusqu'au 15 octobre 1824, adressé à l'Académie de médecine par M. Barbut, inspecteur de ces Eaux.

MALADIES pour lesquelles ils sont venus aux eaux.	Nombre.	PARTIS			Guéris ou soulagés après départ.
		Guéris.	Soulagés.	Dans le même état.	
Diverses espèces de rhumatisme.	508	167	153	68	120
Rigidité des membres.........	119	44	34	16	34
Névroses...................	32	9	10	8	5
Paralysies	33	8	11	9	5
Maladies de la peau	112	27	26	21	38
Scrofules..................	54	11	23	5	15
Goutte.................	9	»	9	»	»
Catarrhes pulmonaires........	45	29	6	3	7
Catarrhes gastriques..........	23	10	6	2	5
Asthme...................	42	8	19	11	4
Surdité...................	32	18	4	8	2
Tumeurs blanches...........	31	7	11	3	10
Rachitis..................	15	»	12	3	»
Flueurs blanches............	27	7	8	8	4
Aménorrhée	16	9	»	3	4
Stérilité..................	10	»	»	6	4
Ulcères...................	31	7	7	5	12
Nécrose..................	65	8	12	33	12
Suites de fracture...........	60	14	40	6	»
Ankylose imparfaite	30	8	10	»	12
Hommes, 838 } 1294 Femmes, 456 } 1294..........	1294	388	398	218	290
			1294		

Extrait du rapport fait au nom de la commission des eaux minérales pour l'an 1837 et lu à l'Académie royale de médecine, le 5 février 1839, par M. Ph. Patissier, membre de l'Académie royale de médecine, etc., etc. (Voyez Bulletin de l'Académie royale de médecine, Paris, 1839, t. 3, pages 505, 508, 510, 512).

Les tableaux suivants permettent de voir, d'un seul coup d'œil, les résultats obtenus aux eaux de Bagnols comparés avec d'autres établissements thermaux.

NOMS des maladies.	NOM de l'établissement.	Nombre de chaque maladie.	Nombre des malades guéris.	Nombre des malades soulagés.	Nombre des malades traités sans succès.	Nombre des malades guéris ou soul. après leur départ des eaux
Rhumatisme muscul.	Bourbonne	118	54	51	13	»
Rhumatisme arthrit.	id.	66	25	37	4	»
Rhumatisme muscul.	Baréges...	98	56	30	12	»
Lumbago.........	id.	6	3	3	»	»
Rhumatisme muscul.	Rennes (Aude)	110	15	35	60	»
Rhumatismes......	Gréoulx ..	83	5	48	30	24
Lumbago	id.	27	2	19	6	8
Rhumatismes divers.	**BAGNOLS** (Lozère).	459	156	199	104	182 [1]
Rhumatisme muscul.	Bourbon-l'Archambault [2]	957	480	400	77	»
Rhumatisme articul.	id.	850	415	425	10	»
Rhumatisme muscul.	Néris.....	26	2	20	4	10
Rhumatisme articul.	id.	24	2	19	3	9
Rhumatisme nerveux	id.	30	»	25	5	9
Rhumatisme nerveux	Bains.....	37	12	18	7	8
Rhumatisme articul.	id.	16	3	13	»	»
Paralysies diverses..	Bourbonne	25	6	12	7	»
Paralysies diverses..	Bourbon-l'Archambault [3]	310	91	200	19	»
Paralysies diverses..	Balaruc...	5	2	3	»	»
Paralysies rhumat...	Rennes (Aude)	34	4	10	20	5
Paralysies diverses..	Néris.....	23	»	17	6	4
Hémiplég. rhumat..	Mont-Dore	11	2	5	4	1
Paralysies diverses..	**BAGNOLS** (Lozère)	54	10	21	23	19 [4]
Paral. des memb. inf.	Baréges...	5	4	1	»	»

[1] Ce qui présente un total de 437 malades soulagés ou guéris sur 459.
[2] De 1824 à 1833.
[3] De 1824 à 1833.
[4] Ce qui présente un total de 50 malades soulagés ou guéris sur 54.

NOMS des maladies.	NOM de l'établissement.	Nombre de chaque maladie.	Nombre des malades guéris.	Nombre des malades soulagés.	Nombre des malades traités sans succès.	Nombre des malades guéris ou soul. après leur départ des eaux.
Affection dartreuse .	Bagnères-de Luchon.	⁄68	24	37	7	»
id.	BAGNOLS (Lozère).	96	21	39	36 [1]	»
id.	Gréoulx ..	64	14	42	8	»
id.	Bourbon-l'Archambault [2]	210	36	174	»	»
id.	Bourbonne	61	14	29	18	»
id.	Mont-Dore	19	6	7	6	6
id.	Néris.....	7	»	6	1	»
id.	Bains.....	4	1	3	»	»
Engorg. scrofuleux .	Mont-Dore	12	»	5	7	»
Engorg. des glandes sous-maxillaires...	id.	7	3	1	3	»
Affection scrofuleuse	Balaruc...	13	»	5		»
Engorg. lymphatiq. Abcès, ulcèr. tr. fist.	Bourbonne	132	57	62	13	»
Ulcères scrofuleux..	Bourbon-l'Archambault.	43	18	15	10	»
Scrofules	Néris	4	»	2	2	1
Scrofules	BAGNOLS (Lozère).	78	17	38	23	40 [3]
Maladies scrofuleus.	Bagnères de-Luchon.	44	14	10	17	9
id.	Bains de mer (Boulogne)	9	3	6	»	»

Des hôtels.—Bagnols offre aux baigneurs les conditions de bien-être et de distractions qu'on peut trouver loin de son domicile, de sa famille et de ses habitudes. La vie en

[1] Ce qui présente un total de 60 malades soulagés ou guéris sur 96.
[2] De 1824 à 1833.
[3] Ce qui présente un total de 65 malades soulagés ou guéris sur 78.

commun avec cinq à six cents personnes, parmi lesquelles il est facile de choisir une société plus intime, promet à qui le veut un séjour agréable à ces bains.

Les principaux hôtels sont ceux des bains et du Midi, exploités sous la direction de M. Chevalier, propriétaire. Le premier dans lequel est l'Établissement thermal, ce qui permet aux malades de prendre les remèdes avec plus de facilité, peut loger cent soixante personnes, le second soixante-dix. Les chambres y sont proprement meublées, le service y est fait avec activité. Deux tables d'hôte, une pour la première classe, l'autre pour la deuxième, à 5 ou 6 fr., et 3 fr. par jour, logement compris ; un service particulier en chambre si les malades le désirent ; réunions dans les salons, concerts, bals, jeux, et promenades à pied, à cheval et en voiture, telle est l'existence simple, mais exempte d'émotions et de dépenses superflues, à Bagnols.

Il y a encore autour de l'établissement plusieurs autres hôtels et auberges qui complètent pour toutes les classes de baigneurs les facilités de logement. Ils peuvent recevoir de six à sept cents malades.

En publiant sur les précieuses eaux sulfureuses de Bagnols-les-Bains (Lozère) quelques extraits des diverses notices dont elles ont été l'objet, nous avons eu pour but de rappeler aux malades et aux médecins une station thermale qui jouit à bon droit d'une antique réputation. La science a démontré, comme l'expérience le prouve chaque année, que les eaux de Bagnols, les seules sulfureuses et chaudes au plus haut degré, *au centre de la France* et à proximité de Paris, sont toujours dignes du haut rang qu'elles n'ont cessé d'occuper dans l'opinion des médecins, et qu'elles peuvent certainement rivaliser avec celles des Pyrénées, ainsi que le dit le docteur Alibert (*Précis historique*, page 440).

Le service médical est dirigé par M. Raynal de Tissonière, médecin inspecteur, nommé par le gouvernement.

B. S.